DU TRAITEMENT

DES

FRACTURES DIAPHYSAIRES

DES OS LONGS

PAR LES POINTES MÉTALLIQUES

NOUVEAUX APPAREILS

PAR

L. OLLIER,

CHIRURGIEN TITULAIRE DE L'HÔTEL-DIEU DE LYON.

PARIS

ADRIEN DELAHAYE, LIBRAIRE,

Place de l'Ecole-de-Médecine

1870.

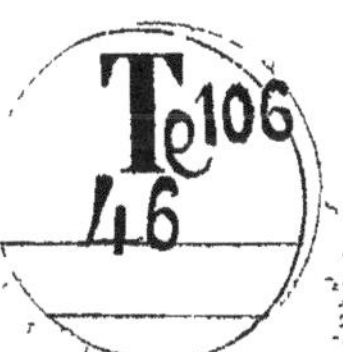

DU TRAITEMENT

DES

FRACTURES DIAPHYSAIRES

DES OS LONGS

PAR LES POINTES MÉTALLIQUES

NOUVEAUX APPAREILS

PAR

L. OLLIER,

CHIRURGIEN TITULAIRE DE L'HÔTEL-DIEU DE LYON.

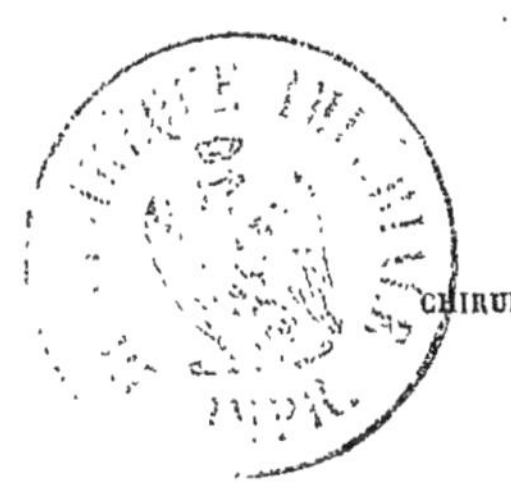

PARIS
ADRIEN DELAHAYE, LIBRAIRE,
Place de l'Ecole-de-Médecine

—

1870.

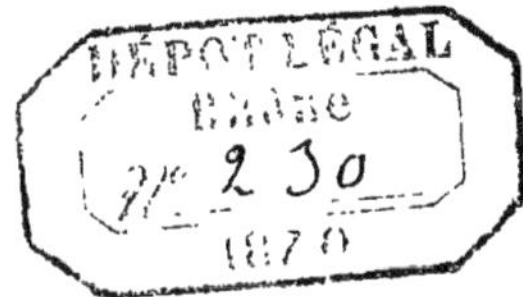

DU TRAITEMENT

DES

FRACTURES DIAPHYSAIRES DES OS LONGS

PAR LES POINTES MÉTALLIQUES

Dans les premières années de ma pratique chirurgicale, j'avais une certaine prévention contre le traitement des fractures par les pointes métalliques agissant directement sur l'os. Bien que j'eusse déjà, dans un très-grand nombre d'expériences, reconnu sur les animaux la tolérance du tissu osseux pour les perforations et l'introduction des divers corps métalliques, j'avais quelque peine à admettre qu'on pût chez l'homme, dans la pratique hospitalière surtout, presser sans inconvénients sur un fragment osseux, pendant plusieurs semaines au moyen d'un corps étranger qui ne pouvait agir sur l'os qu'en perforant la peau (1).

(1) Depuis que ce travail a été lu à la Société de médecine, en mars 1869, un important Traité sur la matière a été publié par M. le docteur Bérenger-Féraud (*Traité de l'immobilisation directe des fragments osseux dans les fractures*. Paris, 1870). On trouvera dans cet ouvrage tous les documents relatifs à la question.

(1) Je comprends d'autant moins aujourd'hui mon hésitation à me servir des pointes métalliques dans le traitement des déplacements rebelles que, depuis plusieurs années déjà, indépendamment de mes expériences sur les animaux, j'avais consacré une série de recherches expérimentales et cliniques aux sutures métalliques, dont j'avais démontré l'innocuité spéciale dans certaines conditions données. *(Des sutures métalliques et de leur supériorité sur les sutures ordinaires*, 1862, GAZ. HEBD.)

J'avais eu recours cependant, depuis plusieurs années déjà, à la suture osseuse pour des pseudarthroses, pour la réduction de l'os intermaxillaire, dans le bec-de-lièvre compliqué, pour l'immobilisation des surfaces osseuses après la résection du genou, etc. Mais malgré les avantages incontestables de ces sutures en elles-mêmes, je ne pensais pas à les appliquer au traitement des fractures. Si je redoutais la simple application des pointes qui ne font qu'appuyer sur l'os sans le traverser, à plus forte raison devais-je craindre les dangers, malheureusement trop réels dans nos hôpitaux, de la perforation du canal médullaire et du séjour d'un fil métallique au milieu du tissu de la moelle.

Mais m'étant trouvé en présence de quelques cas de fracture très-oblique du tibia, et ayant vu échouer tous les moyens de contention dont je pouvais disposer, je fus amené par la nécessité à recourir à l'appareil de Malgaigne. Ma conversion, je dois le reconnaître, ne se fit pas attendre ; je vis bientôt que mes craintes toutes théoriques étaient le résultat d'un de ces préjugés qui nous dirigent encore à notre insu dans les questions que nous croyons le mieux posséder.

C'est à Malgaigne que revient l'honneur d'avoir proposé et mis en pratique le traitement des fractures obliques du tibia par les pointes métalliques. Il en fit les premiers essais en 1840, et depuis cette époque jusqu'à la fin de sa carrière, il y recourut fréquemment dans son service (1). Mais il fut peu imité par ses collègues des hôpitaux de Paris ; les anciennes méthodes continuaient à paraître partout suffisantes, même dans les cas que Malgaigne regardait comme justiciables de son appareil. On pensait qu'avec une compression méthodique, aidée d'une position favorable, on pouvait se rendre maître de tous les déplacements. Je l'ai cru aussi pendant un certain temps, mais cette illusion

(1) Voyez les thèses d'Arrachart (1856), Dubreuil, 1858, etc.

venait tout simplement de ce que j'étais alors plus facile à contenter qu'aujourd'hui.

Pour apprécier l'utilité des pointes métalliques et déterminer leurs indications, il faut avant tout se bien rendre compte de leur mode d'action. Nous devons l'étudier, au point de vue spécial des fractures, sur trois éléments distincts : sur la peau, sur l'os, sur les tissus environnants, et par cela même sur le foyer de la fracture.

Mais auparavant je dois faire connaître les appareils mis en usage dans ce but.

§ I.

Des différents appareils à pointe métallique. — Appareils de Malgaigne, de Jules Roux. — Nouveaux appareils pouvant être adaptés aux gouttières et aux différents bandages inamovibles. — Appareil à montants latéraux. — Pointe simplifiée spécialement applicable aux bandages plâtrés et silicatés.

L'appareil de Malgaigne est constitué par un demi-cercle élastique en acier, parcouru par une fente centrale sur laquelle glisse un écrou destiné à recevoir et à fixer la pointe. Celle-ci présente un pas de vis qui permet de l'enfoncer par un mouvement de torsion gradué. L'appareil est fixé autour d'une gouttière par des courroies ou des bandes de tissu résistant qui complètent à la partie postérieure de la gouttière le cercle dont la moitié antérieure est formée par la lame métallique.

Cet appareil, excellent dans certains cas, m'a paru présenter quelques inconvénients. Il ne s'applique pas facilement sur toutes les gouttières; il est exposé à glisser; la pointe peut bien tourner autour du demi-cercle métallique, mais reste toujours perpendiculaire à ce cercle ; elle ne peut pas être inclinée en haut et en bas, c'est-à-dire vers la partie supérieure ou inférieure du membre.

M. Jules Roux (de Toulon) a appliqué la pointe à son appareil polydactile. Il place sur la planche perforée qui doit supporter le membre une tige métallique en arc de cercle, fixée à la planche elle-même par son extrémité inférieure et perforée à son extrémité libre et supérieure pour laisser passer la pointe. Des trous sont en outre ménagés de distance en distance tout le long de la tige, afin qu'on puisse modifier l'inclinaison de la pointe en la passant dans l'un ou l'autre de ces trous, selon la disposition de la fracture.

Quand j'ai fait construire de nouveaux appareils, j'ai voulu leur donner toute la solidité possible, et en même temps avoir la facilité de diriger la pointe en tous sens. Pour cela, j'ai remplacé le cercle élastique de Malgaigne par deux montants latéraux, mobiles sur de larges crampons à trois dents, solidement fixés sur les bords de la gouttière et réunis inférieurement par des courroies. Une tige transversale réunit les deux montants. Cette tige transversale est parcourue par un écrou mobile qui peut être tourné dans tous les sens et qu'on fixe au point voulu par une vis de pression (1). Une pointe très-acérée traverse cet écrou. J'insiste sur l'acuité de la pointe : plus elle est mince et aiguë dans la partie qui doit traverser les chairs, mieux elle est tolérée, moins elle occasionne de douleurs au moment de son application.

(1) Cet appareil a été décrit et représenté dans la thèse d'un de mes anciens internes, M. Clédou. Montpellier, 1867.

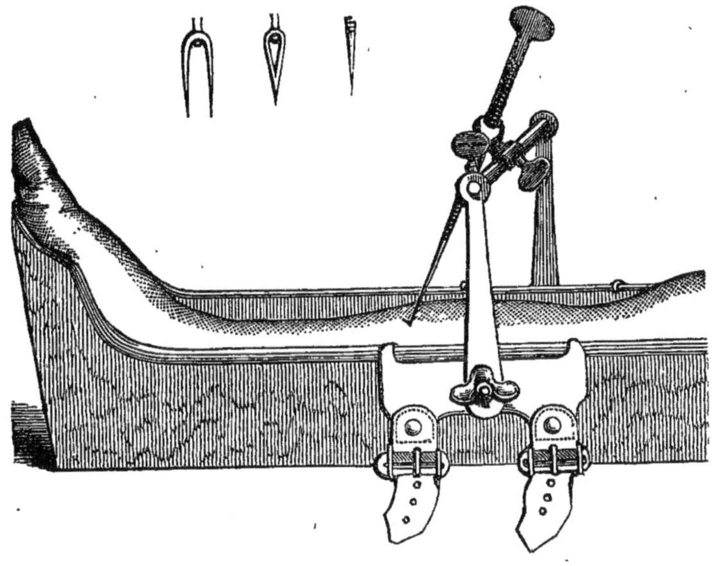

Appareil à montants latéraux adopté à une gouttière.

Les trois petites figures isolées représentent les diverses formes de pointes. Les deux premiers représentent les pointes, double ou unique, indépendantes de la vis, et s'enfoncent dans les chairs sans tourner avec la vis qui les pousse. Le troisième représente la pointe ordinaire de Malgaigne se continuant avec la vis.

La grande figure représente l'appareil à montants latéraux appliqué à une fracture du tibia. *C'est une figure schématique et non une représentation exacte de mon appareil.* Les proportions ne sont qu'approximatives. La gouttière est indiquée seulement pour faire comprendre le mode d'adaption de l'appareil.

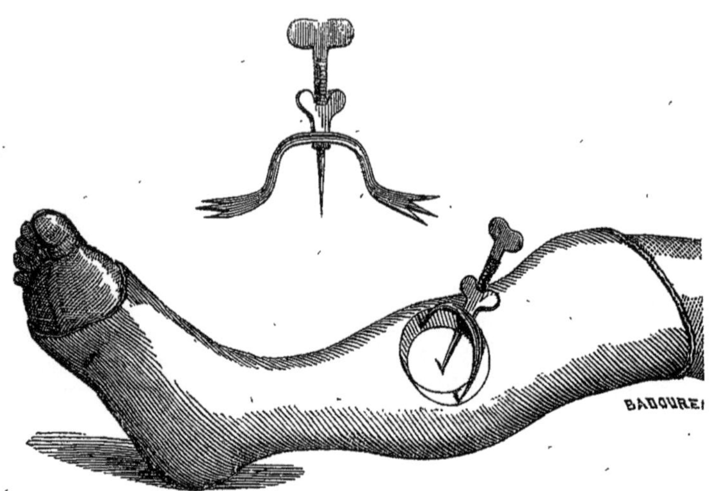

Pointe simplifiée.

La figure supérieure représente l'appareil avant son application sur le bandage plâtré.

La figure inférieure représente l'appareil appliqué sur un bandage plâtré de la jambe pour une fracture du tibia. Les pattes ou ailerons sont cachés dans le plâtre.

Un contre-écrou est adopté à la vis pour l'empêcher de se desserrer et de retourner en arrière.

Mais cet appareil, tel que je viens de le décrire, tel que peuvent en juger les membres de la Société de médecine par le spécimen que je fais passer sous leurs yeux, présente quelques imperfections que je fais corriger en ce moment. Je puis augmenter l'obliquité de la tige transversale en donnant une hauteur inégale aux montants latéraux; de cette manière la pointe pourra au besoin s'enfoncer tout à fait transversalement. Je rends en même temps la pointe indépendante de la vis, afin qu'elle puisse s'enfoncer sans tourner sur elle-même. La pointe dont je me suis servi jusqu'ici, avait, comme la pointe de Malgaigne, l'inconvénient d'entraîner la peau et de l'enrouler plus ou moins autour d'elle. Quoique diminué par l'acuité de la pointe, cet inconvénient subsiste encore un peu lorsqu'il faut pousser fortement et faire un grand nombre de tours. Avec une pointe indépendante de la vis, cet inconvénient disparaît; la vis tourne seule; la pointe s'enfonce directement. La pointe simple est généralement suffisante pour les fractures du tibia; elle ne glisse pas parce qu'elle est appliquée perpendiculairement à une surface plane, mais pour les os cylindriques comme l'humérus et le fémur, elle glisse très-facilement. Le moindre mouvement des fragments la déplace; elle n'exerce souvent qu'une contention illusoire. C'est pour parer à cet inconvénient que j'ai fait un appareil à double pointe; ou, pour mieux dire, j'ai remplacé la pointe par une fourche qui fixe l'os par deux points et l'empêche de fuir. Cette fourche est analogue à celle dont M. Valette se sert pour les fractures de la rotule. L'appareil de notre collègue me paraît bien supérieur à la griffe de Malgaigne; mais je n'ai pas à la décrire ici puisque je ne m'occupe que des fractures diaphysaires des os longs.

Cette bifurcation me paraît indispensable pour les os cylindriques; elle sera souvent utile pour le tibia lui-même; elle maintiendra mieux avec moins de pression. On peut toujours fixer un fragment du tibia avec une seule pointe, mais à la condition de presser très-fortement ; or c'est là un inconvénient, comme nous le verrons plus tard.

Mais une modification plus importante encore consiste dans la réduction de l'instrument à des proportions beaucoup moindres et dans la simplification de son mécanisme. J'ai voulu l'appliquer aux bandages plâtrés et silicatés que je préfère dans un grand nombre de cas à la gouttière, je dirai plus loin pourquoi. Avec la modification que je vous signale, on fixe l'appareil dans le corps du bandage lui-même avec un peu de plâtre ou de silicate de potasse. Il tient peu de place, est peu sujet à se déranger, et fait partie pour ainsi dire de l'appareil inamovible. Je l'ai réduit à une tige courbe représentant un demi-cercle de six centimètres de diamètre. Cette tige se termine par deux parties transversales en forme de patte, qui sont cachées dans le bandage, recouvertes par les tours de bande et assurent la fixité de l'appareil. La partie centrale du cercle est perforée et traversée par la vis qui pressera sur le fragment osseux, à travers une fenêtre pratiquée dans le bandage au niveau de la fracture. Le demi-cercle traversé par la pointe répond à cette fenêtre, et forme un pont qui en réunit les deux bords. Cet appareil est applicable au plus grand nombre des fractures. Il est petit, léger et n'embarrasse pas le malade comme les autres appareils décrits plus haut. Pour empêcher la pointe de se relâcher, j'ai fait adapter un contre-écrou qui empêche la vis de tourner et de revenir en arrière une fois qu'on a réduit le déplacement de l'os fracturé.

§ II.

De l'action immédiate de la pointe sur les parties qu'elle traverse ou qu'elle presse. — Comparaison de l'effet des pointes avec l'action de la compression par les corps larges et mousses.

Pour rendre tolérable une compression permanente, le moyen le plus simple est de la répartir sur une large surface. C'est là le but qu'on se propose d'obtenir par les différents genres de coussinets, qu'ils contiennent du crin, de la balle d'avoine, de l'ouate. etc. Cette compression est suffisante dans les cas les plus fréquents, lorsqu'il y a peu de déplacement et surtout lorsque l'os déplacé est facilement réductible. Mais lorsqu'il y a des déplacements qui pour une raison ou pour une autre, ont une tendance incessante à se reproduire, ce moyen ne suffit plus et l'on est obligé de recourir à une foule d'artifices : tractions, changements de position pour relâcher les muscles, pressions limitées dans un sens déterminé au moyen de pelotes agissant avec plus ou moins de force, etc.

Je n'ai pas à m'appesantir sur ces divers moyens qui sont d'un usage journalier pour tous les chirurgiens; je veux faire voir seulement les inconvénients de la compression sur une surface limitée au niveau des fragments eux-mêmes.

De deux choses l'une, quand on veut agir directement sur un fragment qui tend constamment à se déplacer : ou la compression est faible et douce, et alors elle est insuffisante pour réduire le déplacement; ou bien elle est forte et efficace, et alors elle occasionne des douleurs intolérables et bientôt des eschares. C'est cette fréquence des eschares et ce danger de la compression sur les fragments qui ont porté beaucoup de chirurgiens à rechercher dans le relâchement des muscles le moyen de remédier à ces déplacements irréductibles. Mais quelque excellent que soit ce procédé, il est dans beaucoup de cas insuffisant, et les chirurgiens qui n'ont pas voulu adopter les pointes ont eu recours à des systèmes de compression ou de traction plus ou moins compliqués. M. Anger a proposé pour les fractures du tibia un appareil à pelotes mobiles, ressemblant aux appareils qu'on a inventés il y a quelques années pour la compression des artères dans les cas d'anévrysme. Je n'ai jamais eu recours à cet ingénieux appareil, mais quelques essais que j'avais préalablement faits avec le compresseur de Broca pour les anévrysmes de l'artère fémorale, m'ont fait renoncer à cette compression. En comprimant même avec des pelotes à air, j'ai constaté plus de douleurs et plus d'intolérance de la part des malades qu'en maintenant la réduction au moyen des pointes métalliques. L'analyse du mode d'action de ces pointes va nous le faire comprendre.

La douleur ne vient que de la compression ou du tiraillement de la peau. Avec la pointe métallique la peau est traversée, mais elle n'est plus comprimée. Le malade éprouve une sensation de piqûre plus ou moins douloureuse au moment où la peau est traversée, mais la douleur cesse ensuite. Ce qu'il y a de plus douloureux, c'est l'enroulement de la peau autour de la pointe ; mais comme je l'ai déjà dit, je fais cesser cet inconvénient en rendant la pointe mobile sur la vis. L'os n'est pas sensible ; on peut presser sans occasionner de douleur jusqu'à ce que la fracture ait été réduite. Ce n'est que lorsqu'on exagère la pression, c'est-à-dire lorsqu'on comprime par l'intermédiaire de l'os les parties qui sont situées au dessous de lui, que le malade recommence à souffrir. J'ai vu plusieurs sujets ne plus accuser la moindre douleur dès que la pointe avait été appliquée ; ils la gardent trente, quarante jours, et plus, sans éprouver même la sensation de la présence du corps étranger. Quelques-uns cependant ont souffert pendant quelques heures et même quelques jours. La douleur immédiate est généralement due à cette torsion de la peau, qu'une pointe mobile sur la vis évitera dorénavant.

Lorsqu'il y a un grand écartement entre les bouts de l'os, une réduction brusque pourrait faire saisir entre les fragments eux-mêmes des lambeaux des tissus mous périphériques, périoste, fibres musculaires, filets nerveux. Je pense qu'en pareil cas quelques mouvements imprimés au fragment inférieur dégageront les parties comprimées. On préviendra du reste cet accident en exerçant des tractions suffisantes pour tendre les parties molles au moment de l'application de la pointe. Une fois nous avions attribué à ce mécanisme la douleur qu'accusait le malade; des tractions sur le pied opérées pendant le sommeil anesthésique firent disparaître toute sensation douloureuse.

Quand on comprime la peau sans la perforer, avec des pelotes quelque étroites qu'elles soient, on occasionne inévitablement des douleurs qui ne tardent pas à devenir intolérables. On peut changer sans doute deux ou trois fois par jour la pelote de place ; mais le traitement devient alors d'une grande complication et la contention des fragments n'est jamais bien exacte. Plus la pelote est étroite, c'est-à-dire, plus la pression porte sur un point limité, plus la mortification du tissu est imminente.

La pointe métallique a donc tous les avantages au point de vue des phénomènes immédiats qui suivent son application ; elle n'est que peu douloureuse ; elle agit d'une manière énergique sur les fragments. On a en effet une telle puissance avec la vis qu'on réduit immédiatement les déplacements les plus rebelles.

Il faut autant que possible enfoncer la pointe dans une direction perpendiculaire à la face de l'os sur laquelle on l'applique ; c'est alors qu'on agit le mieux au point de vue de la force et de la précision. Dans quelques cas cependant, la disposition des fragments nécessite une obliquité plus ou moins grande relativement au plan général de l'os. La pointe est alors exposée à glisser, et c'est là un inconvénient sérieux au point de vue de la réduction, et par conséquent au point de vue de l'efficacité de l'appareil. Cet inconvénient disparaît avec la double pointe ou la fourche dont j'ai parlé plus haut.

La pointe, quelque aiguë quelle soit, ne pénètre pas profondément dans un os sain, elle ne traverse que le périoste et ne s'enfonce jamais à plus d'un millimètre. Ce n'est que sur des os préalablement ramollis par une médullisation inflammatoire ou par la nécrobiose graisseuse qu'elle pourrait s'enfoncer plus avant.

Elle ne perfore jamais sur un os sain la substance compacte de la diaphyse; elle ne pénètre jamais dans le canal médullaire. On comprend cependant qu'elle doive par sa présence ramollir la substance osseuse qu'elle touche, mais seulement par un phénomène secondaire, par le processus de la médullisation qui accompagne toute irritation modérée mais prolongée du tissu osseux. Une seule fois j'ai vu la pointe perforer le bec d'un fragment du tibia; mais il s'agissait d'une fracture compliquée de plaie et de suppuration abondante, et dont la consolidation ne s'était pas effectuée bien que l'accident datât de plus de six mois.

§ III.

Des phénomènes consécutifs à l'application des pointes métalliques. — Tolérance de l'appareil. — Absence de toute trace de suppuration dans un certain nombre de cas.

Ce qui frappe tout d'abord, c'est la tolérance parfaite de l'appareil dans la plupart des cas. J'ai vu des blessés qui souffraient toujours plus ou moins après les diverses tentatives de réduction ou de contention, et qui une fois la pointe appliquée n'ont plus éprouvé la moindre douleur. Le résultat immédiat n'est pas toujours aussi heureux, mais cela tient aux circonstances que j'ai déjà indiquées ou à d'autres que j'exposerai plus loin.

Si l'application de l'appareil a été bien faite, la contention des fragments est tellement exacte qu'on peut soulever le membre malade et lui im primer des mouvements de latéralité et même des secousses, non seulement sans rien déranger, mais même sans produire aucune douleur.

Plusieurs fois, dans les fractures récentes du tibia, une fois dans une fracture non consolidée de l'humérus, nous avons laissé la pointe en place pendant 40 jours, sans constater la production de la moindre goutte de pus. Il n'y avait qu'une pellicule crouteuse, tout à fait sèche, et en retirant la pointe on voyait un trou de forme conique creusé dans les chairs, rappelant exactement la forme de la pointe qui le remplissait, mais ne donnant pas lieu à la moindre sécrétion purulente.

Dans beaucoup de cas entre le dixième et le vingtième jour, il se produit un peu de pus autour de la pointe; d'autres fois on constatera un petit abcès. Mais à cet égard il importe de faire quelques distinctions selon les conditions anatomiques du foyer de la fracture, selon le temps qui s'est écoulé depuis l'accident, selon l'os fracturé, et enfin selon les conditions générales dans lesquelles se trouve le blessé.

Lorsque la fracture ne présente d'autre complication qu'un déplacement difficile à maintenir réduit; lorsqu'il n'y a ni déchirures internes étendues, ni épanchement sanguin, ni contusion violente des parties molles, on constatera cette tolérance parfaite que je viens d'indiquer. On la constatera d'autant mieux qu'on appliquera l'appareil à un moment plus rapproché de l'accident. Je suis tellement persuadé, non seulement de l'efficacité de la pointe, mais de son innocuité en pareil cas, que je serais disposé à l'employer dans les fractures obliques toutes les fois que le maintien de la réduction offrira quelque difficulté. Cet appareil fatigue moins le malade que le bandage de Scultet, qu'on est obligé de visiter souvent et qu'on ne peut refaire sans imprimer quelques mouvements douloureux aux fragments. Je ne veux pas dire par là qu'on doive substituer la pointe aux appareils ordinaires dans les cas simples. Ce serait une exagération blâmable que d'y recourir lorsque les appareils usuels peuvent suffire.

Avec mon appareil j'ai constamment la fracture sous les yeux; pour le visiter il me suffit de soulever le drap du lit; je n'ai besoin de rien toucher au membre fracturé.

Lorsqu'il y a déjà de l'inflammation au niveau de la fracture ou bien lorsque le foyer est le siége d'un épanchement considérable, il faut différer l'application de la pointe et combattre les complications par les réfrigérants, les applications astringentes, ou les divers émollients selon les cas. Mais il est des cas cependant où malgré ces contre-indications il faut passer outre ; c'est lorsque la pointe du fragment menace de perforer la peau ou bien lorsque l'indocilité du malade occasionne entre les fragments une mobilité incessante qui est une cause perpétuelle d'irritation. La perforation secondaire de la peau, de dedans en dehors, par un fragment aigu du tibia, est un accident qui peut devenir très-grave. Il transforme une fracture simple en une fracture compliquée et expose le blessé à des complications redoutables, surtout dans un milieu nosocomial. Or, l'application hâtive de la pointe est le meilleur moyen de prévenir cet accident ; c'est même dans ces circonstances qu'elle rend les plus incontestables services.

Une précaution à prendre en pareil cas c'est d'appliquer la pointe à une certaine distance du foyer de la fracture. Elle est alors bien tolérée, et l'on voit l'inflammation diminuer plus rapidement que si le membre avait été laissé simplement en repos dans une gouttière. Lorsque la fracture est déjà compliquée de plaie, il n'y a aucune objection à faire à l'application de la pointe. C'est le moyen de contention le plus simple et le plus efficace. Elle immobilise les fragments et permet d'appliquer tous les pansements nécessaires.

En immobilisant exactement les fragments, la pointe prévient ou diminue l'inflammation; aussi une fois qu'elle a été placée faut-il veiller à ce qu'elle ne se déplace pas. Si elle vient à glisser, elle agrandit inutilement le trajet de sa course dans les tissus, elle ne maintient plus les fragments, et par la mobilité qui résulte de cet accident une nouvelle cause d'irritation s'ajoute à celle qui existait déjà.

Je n'ai jamais observé la nécrose du tissu osseux autour de la pointe. Malgaigne avait cependant signalé dans un cas une petite nécrose annulaire au niveau du point pressé. Je ne l'ai point constatée, et j'attribue l'absence de cette complication à l'acuité de la pointe que j'emploie.

Généralement il se produit autour de la pointe une petite périostose annulaire de 3 ou 4 millimètres d'épaisseur. J'ai étudié ailleurs (*Traité expérimental et clinique de la régénération des os*, t. I, p. 173) les effets des piqûres, des perforations, des dilacérations et des autres modes d'irritation du périoste. Au point irrité le périoste s'épaissit, la couche ostéogène prolifère, et il se forme un petit tubercule ostéoïde ou osseux qui disparaît ou persiste selon le degré d'irritation. Les os des animaux supportent avec la plus grande facilité les clous qu'on implante dans leur tissu pour mesurer leur accroissement. J'en ai planté des centaines sur le chien, le chat, l'agneau, le lapin, le poulet. La suppuration suit très-rarement cette manœuvre. Si le clou a été coupé ras, il est bientôt recouvert par la prolifération périostique et, au bout de quelque temps, un petit tubercule osseux le protége et indique sa présence. Chez l'homme un petit tubercule osseux analogue persiste généralement pendant plusieurs semaines au niveau du point pressé par la pointe.

Parmi les cas de tolérance les plus remarquables je signalerai celui de la jeune fille que la Société pourra examiner dans un instant et qui est en traitement pour une pseudarthrose de l'humérus. La pointe est restée 42 jours en place ; elle était enfoncée dans les chairs de 35 millimètres par suite d'une fuite due sans doute à la difficulté de fixer un os cylindrique comme l'humérus. J'ai retiré la pointe il y a six jours et j'ai constaté au point où elle avait été appliquée un conduit de forme conique à surface rosée, mais sèche comme l'est une plaie recouverte d'une cicatrice récente. Le trou a été fermé au bout de deux jours et il ne s'en est pas écoulé de pus.

§ IV.

Des différentes manières d'appliquer la pointe dans les diverses fractures; gouttières, appareils silicatés ou plâtrés. — Des précautions à prendre pour assurer son action et l'empêcher de glisser. — Des régions auxquelles elle est spécialement applicable.

J'applique la pointe (1) en la fixant non-seulement sur des gouttières, mais sur des bandages silicatés ou plâtrés. Ce n'est que

(1) Il est souvent indispensable d'anesthésier le malade pour opérer la réduction de la fracture et pour placer la pointe. On maintient l'anesthésie jusqu'à la fin de l'opération et dans les cas où l'on applique un bandage platré, jusqu'à la dessiccation du bandage.

pour le tibia que je me sers de la gouttière; pour la cuisse ou le bras, et pour la jambe dans certains cas, j'ai recours à un bandage inamovible solide, bien moulé sur le membre, et capable de résister aux constrictions les plus puissantes. Je pratique une fenêtre suffisante pour découvrir non-seulement le point où doit être appliquée la pointe, mais le siége de la fracture, en un mot toutes les parties qu'il est bon de surveiller. Pour fixer les crampons de mon appareil, je place sur les côtés de la fenêtre des carrés de linge pliés et imbibés de silicate, de manière à faire là des bourrelets très-épais. Pendant que ces bourrelets sont encore mous et dépressibles, j'y implante les crampons qui adhèrent très-intimement au linge silicaté. Sur un bandage plâtré il est encore plus facile de fixer l'appareil à pointe simplifié. Une fois la fenêtre pratiquée, on met de chaque côté un peu de plâtre gâché; on y enfonce les pattes ou ailerons de l'appareil, on les recouvre au besoin par quelques tours de bande. Le plâtre se dessèche et au bout d'un quart d'heure on peut placer la pointe.

Je recommande cet appareil, même pour la jambe, dans certains cas difficiles; le membre est mieux tenu, mieux immobilisé que par la gouttière. Avec la facilité qu'on a de faire la fenêtre là ou il en est besoin, on peut mieux encore qu'avec la gouttière obtenir pour la pointe cette perpendicularité qui est si utile à son action. Au tibia, comme je l'ai déjà fait remarquer à cause de la surface plane que présente la face interne de cet os, la pointe est facile à fixer; mais sur l'humérus et le fémur dont la diaphyse est cylindrique, la pointe risque de glisser si l'on se sert de la pointe simple, malgré toutes les précautions qu'on peut prendre pour l'appliquer perpendiculairement dans la direction du centre de la diaphyse.

Une fois la charpente de l'appareil fixée soit sur la gouttière, soit sur le bandage inamovible, il y a quelques précautions à prendre pour l'application de la pointe. Il faut avec un doigt de la main gauche presser contre le fragment sur lequel la pointe doit agir. On le réduit ainsi et on affaisse les chairs qui le recouvrent. De cette manière on diminue la longueur de la course que la pointe doit parcourir; on abrége le temps douloureux de l'opération, et avant tout on évite de faire fausse route.

La pointe appliquée, on verse quelques gouttes de collodion dans l'infundibulum qui se produit à ce niveau, et l'on met ainsi la petite plaie à l'abri du contact de l'air.

Il faut toujours surveiller la pointe, car elle peut glisser ou occasionner une inflammation dans les circonstances que j'ai signalées plus haut. On la retire pour la replacer dans un point plus favorable, dans le premier cas, pour attendre la disparition de l'inflammation, dans le second. D'une manière générale, on l'applique d'autant plus loin du bout du fragment qu'il y a plus d'épanchement sanguin au niveau du foyer de la fracture; le plus souvent c'est à 3 ou 4 centimètres, mais quelquefois beaucoup plus loin. Dans les fractures compliquées de plaie, au contraire, on devra l'appliquer plus près du bout, et au besoin dans le foyer lui-même.

La pointe est surtout applicable aux fractures des os superficiels; le tibia offre les conditions les plus favorables.

C'est pour cet os que Malgaigne l'avait d'abord recommandée. On a ensuite appliqué la même idée au sternum et à la clavicule. Je ne parle pas ici de l'olécrâne ni de la rotule dont les fractures rentrent dans la catégorie des fractures articulaires, et sont en dehors de mon sujet. J'ai étendu l'application de la pointe au fémur et à l'humérus que les couches charnues qui les environnent semblaient jusqu'ici mettre en dehors de l'application de ce moyen.

Prochainement j'aurai l'honneur de vous soumettre ce que j'ai obtenu par l'emploi de la pointe dans les cas de pseudarthrose ou plutôt dans les retards de consolidation; pour aujourd'hui je m'en tiens seulement aux fractures récentes.

Je n'y ai pas eu recours dans les cas de fracture récente du fémur (1) ; je n'en ai jamais eu besoin, mais on peut prévoir des cas où elle pourrait être appliquée, c'est lorsqu'il y a une saillie d'un fragment en dehors avec mobilité extrême et menace de perforation de la peau par ce fragment. Dans ces cas, on appliquerait la pointe sur la face externe du membre, c'est là seulement qu'on pourrait faire cette application sans trop de danger. Il n'y a pas de vaisseaux importants, et la couche musculaire est moins épaisse. Deux applications que j'ai faites pour des fractures plus ou moins anciennes n'ont été suivies d'aucun accident.

Au bras, c'est surtout à la partie moyenne, au tiers inférieur ou un peu au-dessus qu'on y aura recours ; il se produit là une variété de fractures qui présente une grande tendance au déplacement. Le fragment supérieur est soulevé en haut et en dehors ; l'inférieur constamment mobilisé par les muscles qui s'y insèrent et qui servent aux mouvements des doigts et de la main, me paraît être celui qui devra le plus souvent être fixé par la pointe. J'ai eu tout récemment cependant à combattre le déplacement du fragment supérieur qui menaçait de perforer la peau.

C'est au tibia que je l'ai appliquée le plus souvent, en tout 17 ou 18 fois, et toujours sans accidents. Deux fois cependant l'application ayant été douloureuse, j'ai dû y renoncer. La douleur provenait, dans un de ces deux cas surtout, non de la pointe elle-même, mais de la pression qu'exerçaient par son intermédiaire les fragments sur les parties molles situées au-dessous d'eux. Toute pression, suffisante pour effectuer la réduction, était du reste douloureuse, et le malade rapportait la douleur au côté externe de la jambe, au niveau du péroné.

Indépendamment de ces deux cas dans lesquels j'ai renoncé à la

(1) Mon collègue et ami, M. le docteur Laroyenne, l'a employée une fois dans un cas de ce genre.

pointe, je dois signaler deux autres cas où l'application avait été douloureuse pendant plusieurs nuits de suite. J'attribuai ces douleurs aux mouvements du membre pendant le sommeil; les malades s'agitaient et finissaient par déplacer un peu leur appareil. Cet accident m'est arrivé lorsque je me servais de la gouttière, on aura beaucoup moins à le redouter avec les bandages silicatés ou plâtrés, à moins qu'il n'y ait quelqu'une des complications que j'ai indiquées plus haut, et auxquelles il est possible de remédier. Du reste, le moyen de rendre cette application toujours innocente, c'est d'y renoncer lorsque le malade continue à souffrir. Quand la pointe n'est pas bien supportée, il faut l'enlever; si surtout une inflammation diffuse menaçait de se déclarer sur son trajet, il faudrait se hâter de retirer l'appareil. Avec ces précautions, nous pensons qu'on n'aura jamais d'accident.

Je me dispenserai, Messieurs, de vous relater les observations détaillées des divers malades que j'ai traités par la méthode dont je viens de vous entretenir. En voici une cependant qui présente un intérêt de plus d'un genre, et qui soulève une question pour la solution de laquelle nos collègues de l'Antiquaille pourront nous apporter de précieux documents.

Fracture oblique du tibia; application de la pointe pendant trente jours. — Défaut de consolidation. — Nouvelle application de l'appareil sans résultat au point de vue de la consolidation. — Traitement antisyphilitique pendant une troisième application de la pointe; guérison.

Au mois de septembre dernier on apporta dans mon service, salle Saint-Louis, un garçon boucher, âgé de 25 ans, qui venait de se fracturer la jambe au tiers inférieur. La réduction pouvait s'effectuer à l'aide de tractions énergiques; mais le déplacement reparaissait dès que les tractions cessaient, la pointe du tibia faisait saillie sous la peau et menaçait de la perforer ; la perforation était ici d'autant plus dangereuse qu'il y avait au niveau de la fracture un épanchement sanguin, fluctuant, et contenant environ 3 ou 4 cuillerées de sang liquide.

Comme l'indication la plus urgente était d'éviter la perforation de la peau, j'appliquai ma pointe sur le fragment supérieur ; mais à quatre travers de doigt de la fracture et à 4 centimètres de la circonférence du foyer sanguin.

Je surveillai de près mon malade, disposé que j'étais à enlever la pointe à la moindre menace d'inflammation.

Tout se passa bien durant trente jours, après lesquels je retirai la pointe. Le déplacement ne se reproduisant plus, les fragments semblaient unis l'un à l'autre ; le résultat paraissait aussi satisfaisant que possible ; je laissai le membre dans une gouttière.

Trois jours après j'examine le malade, et je trouve à mon grand désappointement la réapparition du déplacement et une mobilité presque aussi grande qu'au premier jour de la fracture.

Je cherchai la cause de cette rupture du cal ou de cette rétrocession du travail réparateur et je ne pus la trouver. Je demandai au malade s'il s'était levé, il me répondit négativement ; je l'interrogeai sur ses antécédents syphilitiques, il me répondit de manière à éloigner tout soupçon.

Je fus réduit à invoquer l'abondance de l'épanchement sanguin entre les fragments qui se serait opposé à la consolidation du cal. J'ignorais encore que le malade s'était levé à deux reprises et avait essayé de marcher.

Je remis la pointe et la laissai vingt-cinq jours en place.

Mais en l'enlevant je ne trouvai pas de consolidation ; les fragments étaient toujours mobiles l'un sur l'autre.

J'avoue que je fus un peu embarrassé pour me rendre compte de cet insuccès. Je ne pouvais pas invoquer la mobilité des fragments, puisque j'étais bien certain que le malade ne s'était pas levé durant les vingt-cinq jours que la pointe était restée en place.

Je redemandai au malade s'il n'avait pas défait son appareil; s'il n'avait pas eu la syphilis. Il me répondit avec la même assurance sur ce dernier point; mais je voulus voir par mes propres yeux, je découvris le gland et j'aperçus, à la grande stupéfaction du malade et, je puis le dire, à ma grande satisfaction, un magnifique chancre induré, produit d'un coït pratiqué deux mois auparavant et que le malade, de très-bonne foi du reste, n'avait pas suspecté.

Je remis la pointe une troisième fois, je donnai du mercure et vingt-six jours après le cal était solide.

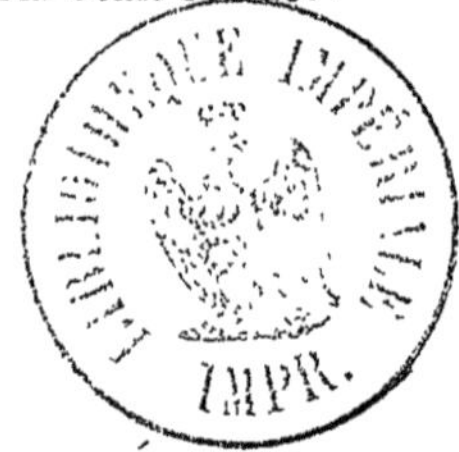

Lyon. — Imprimerie d'Aimé Vingtrinier.

PRINCIPALES PUBLICATIONS DE L'AUTEUR

Sur les résections et la régénération des os.

Traité expérimental et clinique de la régénération des os, ET DE LA PRODUCTION ARTIFICIELLE DU TISSU OSSEUX. Ouvrage qui a remporté le grand prix de Chirurgie, décerné par l'Institut en 1867. — 2 vol. gr. in-8 avec 9 planches en taille douce et 45 figures intercalées dans le texte. — Paris, Victor Masson, 1867.

Des moyens chirurgicaux de favoriser la reproduction des os après les résections. — Paris, 1858, Victor Masson. — Mémoire couronné par l'Académie impériale de médecine en 1859.

De la production artificielle des os au moyen de la transplantation du périoste et de la régénération des os après les résections et les ablations complètes.— Paris, Victor Masson, 1859. — Mémoire couronné par l'Institut en 1860.

Des greffes osseuses. — Paris, 1860. — **De la part proportionnelle qui revient à chaque extrémité des os des membres dans leur accroissement en longueur.** — Paris, 1861. — Mémoires couronnés par l'Académie impériale de médecine en 1861.

Des résections des grandes articulations des membres. — Lyon, 1869.

Thèses par d'anciens internes des hôpitaux de Lyon, relatives à diverses opérations pratiquées sur le système osseux.

De l'ostéotomie verticale et bilatérale du nez comme opération préliminaire pour l'ablation des polypes naso-pharyngiens ; par Muzeau. — Thèse de Montpellier, 1865.

Quelques mots sur le périoste et les résections sous-périostées dans les cas d'ostéite suppurée ; par Bonnesœur. — Thèse de Paris, 1866.

De la résection sous-capsulo-périostée de l'articulation du coude ; par Marduel. — Thèse de Paris, 1867.

Du traitement des fractures par les pointes métalliques ; par Urbain Glédou. — Thèse de Montpellier. 1868.

Des amputations à lambeaux périostiques ; par Masson. — Thèse de Montpellier, 1868.

De l'application de la méthode sous-capsulo-périostée à la résection tibio-tarsienne ; par Amédée Nodet. — Thèse de Paris, 1869.

Étude sur les paralysies du membre supérieur liées aux fractures de l'humérus ; par Ferréol Reuillet. — Thèse de Paris, 1869.

Causes et traitement des pseudarthroses ; par Emile Durand. — Thèse de Paris, 1870.

Lyon. — Imprimerie d'Aimé Vingtrinier.

www.ingramcontent.com/pod-product-compliance
Ingram Content Group UK Ltd.
Pitfield, Milton Keynes, MK11 3LW, UK
UKHW020536230726
13925UKWH00005B/2310

9 782014 041385